AF266484

LETTRE

DE L'ABBÉ JOLY,

Ancien Curé de Selles et du Bec,

A TOUS LES MALADES,

SUR LE

MAGNÉTISME.

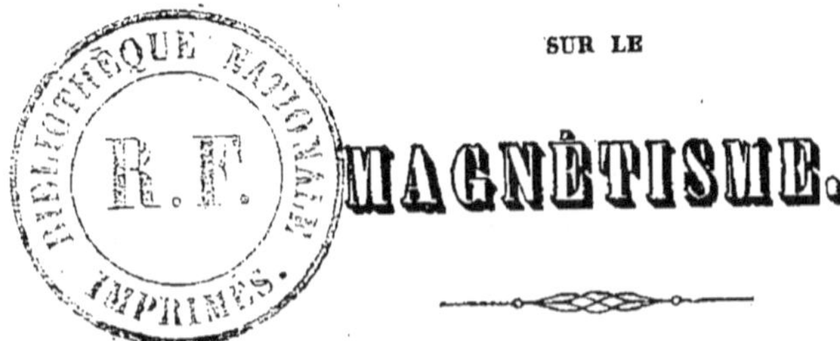

> La vie est le meilleur remède à employer contre les maladies, le meilleur préservatif contre une mort prématurée.

La nature de l'homme n'a jamais changé, elle est encore la même aujourd'hui que dans l'antiquité, et cependant la médecine change tous les jours. Depuis Hyppocrate jusqu'à nos jours, la médecine est toujours restée incertaine, un art conjectural, un tâtonnement, une science problématique. La doctrine des médecins, depuis deux mille ans, a varié mille et mille fois, et des opinions opposées ont régné successivement dans toutes les écoles. Telle méthode qu'on a préférée dans un siècle, a été rejetée dans un autre, et accusée d'avoir tué tous ceux qui s'y sont soumis; quelques médecins, parmi les plus célèbres, se sont prononcés pour la médecine expectante, d'autres aussi remarquables par leur savoir, se sont prononcés pour la médecine agissante, les uns ne voulant que peu ou presque point de remèdes, et les autres en voulant beaucoup. Les remèdes les plus actifs ont été prônés par les uns avec enthousiasme, et condamnés comme dangereux par les autres; tous les jours nous voyons les médecins les plus distingués différer d'opinion entre eux sur l'emploi des saignées, des sangsues, des purgatifs, se contredire, se disputer, pendant que le malade agonise, et se condamner mutuellement quand il est mort. Mais comme les médecins sont irresponsables, que leur diplôme leur donne droit de vie et de mort, les survivants ne peuvent venger les morts que par leur mépris pour la médecine, vraie tour de Babel, où on ne s'entend pas à force de langages différents, et qui, le plus souvent, ne fait que farder nos infirmités et nos misères quand elle ne tue pas.

La médecine pratique est donc défectueuse.

Mais, puisqu'il y a tant d'incertitude dans la médecine et où les moindres fautes sont si funestes aux malades, pourquoi négliger de recourir, du moins conjointement avec la médecine, à un nouveau moyen de guérison ? si l'art de la médecine est souvent incapable et nous abandonne le plus souvent dans le plus grand nombre de nos maladies, la nature nous reste et peut nous suffire. La vie est le meilleur remède à employer contre les maladies, le meilleur préservatif contre une mort prématurée, moyen nouveau qui ne peut jamais nuire quand il ne guérit pas entièrement, et qui, dans tous les cas, soulage considérablement les malades, je veux dire le Magnétisme. Sa puissance curative est vraiment prodigieuse. La nature du Magnétisme, il est vrai, nous est inconnue, mais ne rencontrons-nous pas partout des mystères ? ne croyons-nous que ce que nous comprenons ? il n'y a pas encore 20 ans et la puissance de la vapeur, aujourd'hui si utile, était incompréhensible pour nous, l'idée en fut rejetée même par Napoléon, l'homme au regard d'aigle, comme une extravagance, comme une folie. La nature du Magnétisme est aussi pour nous une vérité encore obscure, enveloppée de ténèbres, nous ne pouvons nous en former une idée, mais ses effets salutaires sont indubitables aux yeux des observateurs consciencieux qu'aucun intérêt, aucune passion n'empêchent de considérer.

La grandeur de l'esprit humain est une preuve manifeste que Dieu permet d'espérer toujours, et qu'en laissant de temps à autre les hommes pénétrer dans ses plus hautes conceptions, le créateur n'a point limité la part qu'il leur a réservée dans son intelligence divine. De là pour l'homme l'obligation de chercher toujours. La science est un véritable trésor qui ne ressemble point aux autres biens de la terre, plus on lui prend, plus elle augmente : une idée en inspire une autre, une ré-flexion en amène une seconde, et la pensée ainsi transmise, de l'un à l'autre, forme la chaîne des connaissances humaines, et devient la preuve que rien n'est impossible à l'homme, que sa volonté souveraine sur la terre est une modification de la volonté divine.

Mais qu'est-ce donc que le Magnétisme ?

Il existe dans l'univers un fluide universellement répandu, qui ne souffre aucun vide, dont la subtilité ne permet aucune comparaison, et qui, de sa nature, est susceptible de recevoir, de propager, de communiquer toutes les impressions du mouvement; tous les corps sont plongés dans ce fluide universel, qui est le moyen de l'influence réciproque des corps entre eux, et par conséquent le moyen universel offert par la nature de guérir les maladies et de préserver les hommes d'une mort prématurée, ce fluide, on l'appelle aujourd'hui fluide magnétique. Ainsi, le Magnétisme est l'exercice de la faculté que l'homme a reçue de Dieu dès la création d'exercer sur ses semblables une influence bienfaisante, une influence salutaire, en dirigeant sur eux, et à leur profit, par sa volonté, le principe vital ou fluide magnétique qui l'anime : autrement, et plus clairement, le Magnétisme est la communication des forces vitales d'un homme à un autre homme au moyen du fluide magnétique mis en mouvement par certains procédés qui servent à lancer hors de lui le principe vital ou fluide magnétique dans le sens déterminé par sa volonté. Ainsi, on peut dire avec certitude que le Magnétisme, employé comme un moyen de traitement, est l'action constante de la force qui conserve contre la cause qui détruit. C'est la vie employée comme remède contre les maladies, contre la mort prématurée, en un mot, magnétiser pour guérir, c'est secourir avec sa vie avec son fluide vital ou magnétique la vie défaillante d'un être souffrant. De là les précautions que doit prendre le Magnétiseur pour éviter de gagner, de se donner le mal qu'il enlève, nos corps étant comme des éponges, toujours prêts à recevoir et à rendre ; le malade atteint par le courant magnétique envoie à celui qui l'actionne un courant de matière morbifique qui peut influer sur la santé du Magnétiseur qui ne sait pas se prémunir, la maladie se transmet comme la santé, le principe sauveur comme le principe qui détruit. De là aussi la lassitude, la grande fatigue qu'éprouve le Magnétiseur dans l'action du Magnétisme. Je défie l'homme le plus vigoureux de magnétiser quatre personnes par jour, pendant un mois, par la seule magnétisation individuelle, sans l'aide d'un réservoir magnétique, sans altérer et compromettre notablement sa santé.

Il n'y a réellement qu'une seule maladie dans le monde, ou

un seul principe de toutes les maladies, auxquelles on donne différents noms, selon les divers organes affectés, et par conséquent il ne peut y avoir qu'un seul véritable remède, les autres remèdes ne sont réellement que des auxiliaires, et auxquels le Magnétisme donne une vertu plus efficace et plus sûrement bienfaisante : la parfaite harmonie de tous nos organes et de leurs fonctions constitue la santé. La maladie est le dérangement, l'aberration de cette harmonie ; la véritable curation consiste donc à rétablir cette harmonie troublée, et par conséquent le meilleur remède est l'application du Magnétisme, dont la vertu spéciale est de fortifier, de seconder les efforts que fait la nature pour se débarrasser d'un mal qui la gêne, de faciliter les crises auxquelles elle est disposée, de régulariser et de rétablir l'équilibre des humeurs. La nature a parfaitement pourvu à tout pour la formation de l'individu; la génération se fait sans système, comment la conservation de l'individu aurait elle été privée du même avantage, et abandonnée au hasard des conjectures plus ou moins bien combinées et aux caprices de quelques hommes? un homme en procréant un homme donne de sa vie, un homme dans l'action du Magnétisme conserve la vie d'un homme en lui donnant aussi de sa vie, de son principe vital ou fluide magnétique qui ranime la vie maladive comme le gaz oxigène rallume un charbon sur lequel il ne reste plus qu'une faible étincelle, et ainsi le grand système de la nature se trouve accompli.

Des faits innombrables, depuis 70 ans, démontrent la puissance curative du Magnétisme : moyen simple, universel, que la nature a établi comme une loi nécessaire, une loi indispensable à son équilibre.

Quelle immense ressource les malades peuvent trouver dans cet agent de la nature, dans ce principe universellement répandu, dans cette force inexplicable de guérir, qui opère en nous indépendamment de nous.

En effet le Magnétisme opère avec plus de promptitude dans les maladies aiguës, et se montre plus efficace et de beaucoup supérieur à toute autre médication, qui ne devrait venir qu'en aide, au besoin, dans les maladies chroniques, entre autres, il se montre supérieur et plus efficace dans les engorgements glanduleux, dans les obstructions et les engorgements des viscères, à moins que l'organe ne remplisse plus aucune de ses fonctions, que son tissu ne soit entièrement détruit, que les forces de la nature ne soient entièrement épuisées. Alors, le Magnétisme ne peut plus que soulager et éloigner le temps de la mort dont les douleurs sont le chemin.

Supérieur et plus efficace dans les maladies scrophuleuses (les écrouelles), les ulcères, les cancers à leur début.

Supérieur et plus efficace dans la phthisie pulmonaire commençante : s'il y a toux, oppression, difficulté de respirer, affaiblissement, il facilite l'expectoration, il appaise la toux, ranime les forces, diminue les souffrances et amène promptement un soulagement notable et la guérison.

Supérieur dans toutes les maladies de langueur, dans les fièvres lentes. Les accès d'asthme sont presque toujours promptement calmés par le Magnétisme.

On voit le Magnétisme produire des effets merveilleux dans les vomissements essentiels et chroniques, lorsque tous les moyens de la médecine ont échoué.

Il se montre plus efficace dans les paralysies, dans les hydropisies.

L'épilepsie, cette maladie si effrayante par les dangers auxquels elle expose, offre les preuves les plus convaincantes de la puissance du Magnétisme.

Supérieur et plus efficace dans les maladies hystériques, qui sont le désespoir de la médecine, dans toutes les affections hyppocondriaques, les pâles couleurs. Bientôt les forces, la gaité, l'appétit, les couleurs vermeilles, l'embompoint reviennent.

Lorsque, chez les femmes, un organe très essentiel est menacé d'un squirre ou d'un ulcère, le Magnétisme est le plus actif des remèdes.

Dans toutes les maladies qui sont produites chez les femmes par le dérangement de la marche de la circulation à laquelle la nature les a soumises il rétablit promptement la circulation, il se montre supérieur dans les maladies des voies urinaires, dans les aliénations mentales, dans les maladies des enfants.

Souverain dans les maladies de la peau

Souverain dans les maladies des yeux.

La surdité accidentelle ne résiste pas au Magnétisme ; quant aux bourdonnements, il les dissipe avec une promptitude étonnante.

Il se montre promptement efficace dans la guérison des ankiloses, entorses, blessures, brulûres, etc.

Le Magnétisme calme, comme par en enchantement, les douleurs des enfants à la mamelle, il leur donne des forces, il favorise leur développement.

Combien seraient donc inexcusables les hommes qui, par prévention, par esprit de parti, par ignorance, ou par envie, en déconseilleraient l'usage ?

Les hommes honnêtes doivent être en garde contre l'esprit de corporation, utile sous certains rapports, mais souvent aussi destructif des meilleures choses ; esprit que l'on regarde comme un zèle sacré, et qui n'est qu'un genre d'orgueil ou d'égoïsme d'autant plus dangereux qu'il prend les fausses couleurs du bien public.

Il n'y a que la charité la plus active qui puisse donner à l'homme le courage de sacrifier son temps et sa santé, de dédaigner les critiques, car tout ce qui est nouveau ou inaccoutumé excite d'abord le rire ou les mauvaises plaisanteries de l'ignorance ou de la mauvaise foi, de braver enfin tous les obstacles pour établir de plus en plus une vérité qui commence à nous éclairer sur les facultés de notre âme et sur les moyens d'employer ces facultés à guérir, du moins à soulager, quand la guérison n'est plus possible, les maux de nos semblables.

Cette faculté de Magnétiser ou de faire du bien à ses semblables, par la seule influence de sa volonté, et par la communication de son principe vital, ou fluide magnétique, est la plus belle et la plus précieuse que Dieu ait donnée à l'homme, et doit remplir le cœur de l'homme de la plus profonde vénération et de la plus vive reconnaissance pour son bienfaiteur.

Le Magnétisme pur procure des plaisirs qui sont autant au-dessus des autres plaisirs que la science du Magnétisme est au-dessus des autres sciences. Plaisirs si vifs et si doux qu'ils donnent pour ainsi dire une nouvelle existence : il procure la paix, le repos, affine et sublimise les sens.

Le Magnétisme est encore souverain contre ces sortes de maladies par lesquelles on se croit ensorcelé. La prévoyance de Dieu a constamment placé le remède à côté du mal. Il est en effet des hommes pervers, heureusement très rares, dont la nature est une monstruosité, le regard un poison, qui, au lieu

d'exercer une influence salutaire, exercent une influence fu-
neste : semblables à certains animaux malfaisants, entre autres le
serpent et le crapaud, qui par leurs facultés magnétiques peuvent attirer à eux d'autres animaux, et n'agissent que pour dé-
truire l'animal attiré ; aussi leur action est toujours nuisible
ou destructive. Les gens de la campagne ne sont donc pas aussi
éloignés de la vérité qu'on le croit communément, lorsqu'ils
pensent que des individus peuvent exercer sur eux des influences
mauvaises, ce qu'ils appellent jeter un sort. De là ces cou-
tumes à la campagne de conduire le malade, ou ensorcelé, au
devin : ces braves gens ont une certaine vue instinctive qui
les porte à chercher le moyen de contrebalancer une puissance
dont ils ne peuvent se rendre compte, mais dont l'existence
leur paraît prouvée par des faits : ce n'est point par l'opération
du démon, qui ne saurait communiquer une puissance qu'il n'a
pas, que ces hommes abominables peuvent opérer des maléfices,
mais par cette faculté propre à tous les hommes, inhérente à
la nature humaine, et dont nous pouvons faire un bon ou mauvais usage comme de toutes les autres facultés dont nous sommes
doués.

Bénissons donc le ciel de ce que l'exercice d'une faculté
aussi utile, aussi sublime que celle du Magnétisme, n'exige
dans le Magnétiseur, pour guérir, qu'une volonté ferme, une
grande confiance dans la puissance de son action, la pureté d'intention et le développement en lui du sentiment naturel qui
vous associe aux souffrances de nos semblables et nous inspire
le désir et l'espérance de les soulager.

Qu'avez vous besoin de chercher à pénétrer ce que vous ne
pouvez comprendre ? à consulter les lumières vacillantes de
votre esprit ? Les couleurs sont un mystère pour les aveugles,
et n'en sont pas moins vraies ; le son un mystère pour les sourds,
et n'en est pas moins réel, vous ne comprenez pas la nature du
vent, et cependant vous ne doutez point de son existence, dont
chaque jour vous éprouvez les effets. L'important pour vous est
de guérir. Laissez l'étude des secrets de la nature à qui peut
les étudier, et, comme on dit vulgairement, laissez la vigne au
vigneron.

Il est indubitable que le Magnétisme est un principe essen-
tiellement inconnu dans ses élémens, mais très évident dans
ses étonnants effets, que ce principe impalpable, dont la nature
nous est inconnue, est tellement subtil, qu'il semble être mis

en mouvement et transmis d'un individu à un autre individu par le seul acte de la volonté, et que, lorsqu'il agit, son action développe des phénomènes surprenants.

Ce principe universel appartient peut-être à la chaleur animale existant dans tous les corps qui en émanent continuellement, se porte assez loin et peut passer d'un corps dans un autre. Je fais cette supposition, un homme a froid, vous le réchauffez en vous en approchant, un homme est malade, sa chaleur animale est diminuée, vous l'augmentez, vous la ranimez, en lui communiquant de la votre ; la mort, en effet, n'est que l'absence de la chaleur animale ; la vie c'est cette chaleur développée.

Mes intentions sont donc de consacrer plusieurs jours de la semaine à l'exercice du Magnétisme, dont, depuis plus de 20 ans, j'étudie, dans le silence de mon cabinet, les heureux résultats ; je n'agirai point dans l'ombre, dans le secret des maisons, comme certains Magnétiseurs, mais en grand et au grand jour ; je n'agirai point non plus comme quelques célèbres Magnétiseurs dans quelques grandes villes, qui cherchent plus les expériences merveilleuses que la guérison des malades, qui aiment mieux goûter le plaisir des effets prodigieux que la douce satisfaction d'une action bienfaisante ; le Magnétiseur ne doit avoir qu'un but, la guérison des malades, et non les effets merveilleux qui, quelquefois, peuvent résulter de son action ; les essais, les expériences, pour arriver à des résultats merveilleux, arrêtent ou empêchent la guérison des malades ; il y a plus, le Magnétisme, exercé avec trop de force, et dans l'intention d'obtenir des effets magiques, ou par amusement, peut donner des convulsions, des crises très fâcheuses et occasionner la mort.

Le Magnétisme est un acte religieux, il ne doit donc être exercé qu'avec recueillement et avec respect. Le Magnétisme est une sorte de médicament, il ne doit donc être employé qu'avec prudence et réserve, et seulement en cas de maladie, et jamais sur des personnes bien portantes, son action, jugée par ses effets, participe de la propriété des remèdes toniques, et peut produire comme eux des effets salutaires ou nuisibles, selon la quantité communiquée, et selon les circonstances où elle est employée.

La plupart des hommes qui ont entendu parler du Magnétisme confondent le Magnétisme avec le Somnambulisme, qui n'en est que la partie brillante et comme la magie, et prennent ainsi l'effet pour la cause. Le Somnambulisme magnétique est très-rare, il est précieux sans doute, quand il n'est pas provoqué forcément, c'est une crise heureuse, tant pour le malade lui-même que pour d'autres malades : mais il n'est aucunement nécessaire pour guérir. Ensuite, parmi les somnambules magnétiques, peu, très peu, sont lucides, et les Magnétiseurs qui ne sont pas consciencieux font des dupes en faisant dire à leurs somnambules vulgaires mille extravagances qui discréditent le Magnétisme et doivent exciter l'indignation des honnêtes gens, car ce charlatanisme est une profanation du Magnétisme. C'est cette détestable manie de donner le Magnétisme en spectacle, de faire ce qu'on appelle des tours de force, de la fantasmagorie, c'est cette rage, cette fureur enfin des expériences somnambuliques dont on est possédé à Paris et dans quelques grandes villes, et qui captive l'attention sur des phénomènes étrangers à l'art de guérir, qui entretient les préjugés contre le Magnétisme, et en retarde les progrès. Mesmer lui même se plaignait déjà de son temps des exagérations, des abus et des absurdités auxquelles sa découverte avait donné lieu, et des étranges explications données par des hommes qui n'en avaient qu'une connaissance superficielle, ou qui étaient dans une entière ignorance ; mais les hommes, en tous temps, ont abusé des meilleures choses, et toujours il y aura de mauvais Magnétiseurs comme il y a de bons et de mauvais médecins.

Le sommeil magnétique est moins rare, c'est une crise heureuse quand il vient sans être excité à dessein ; c'est le réparateur de la santé, et le moyen le plus incomparable qu'on puisse jamais rencontrer dans la nature ou dans l'art de guérir.

Les symptômes qui annoncent l'action du Magnétisme sur le magnétisé, sont une tendance à la transpiration, ou une communication de chaud ou de froid ; quelque fois l'assoupissement. quelque fois le sommeil et enfin quelque fois, mais très rarement, le somnambulisme. état anormal où le magnétisé somnambule peut parler, marcher en dormant, n'entend que son magnétiseur, et est isolé avec le reste de l'univers ; mais seulement dans le moment de la crise, à son réveil il rentre dans l'état naturel. Le magnétisé éprouve souvent la même sensation que si de l'eau tiède lui coulait sur le corps : il lui semble que son mal suit la main du magnétiseur, enfin que le magnétiseur lui enlève le mal avec la main.

L'action curative s'annonce d'autant plus vite que la mala-

d.e est moins invétérée; mais [dans quelques maladies chroniques ou celles réputées incurables, il faut magnétiser quelquefois plusieurs mois; plus l'équilibre des humeurs a été
dérangé, plus il est difficile et plus il faut de temps pour le
rétablir.

Je prie donc les personnes pieuses de ne point se troubler
en apprenant ce nouveau genre de guérison et d'en profiter;
l'esprit qui anime ne peut être que l'esprit de Dieu. Le Magnétisme est un véritable instrument de charité.

Le Magnétisme, comme principe universel, inhérent à la vie
organique, est aussi vieux que le monde, puisque c'est la faculté
que l'homme a reçue de Dieu d'exercer sur ses semblables une
influence salutaire, faculté qui n'est que l'extension, ou le com-
plément du pouvoir que chaque être vivant a d'agir sur ses
propres organes, qui sont soumis à sa volonté. Le mot Magnétisme seulement est nouveau. La puissance de ce fluide, de cet
agent de la nature, a été alternativement oubliée et recherchée
d'âge en âge, il est certain que pendant grand nombre de
siècles, le Magnétisme, sous le nom de magie, constituait la
science médicale des mages, qu'il fut pratiqué dans les temples
païens sous l'ombre des mystères, c'est à l'aide de la connaissance de cet agent que les prêtres égyptiens faisaient éprouver des
sensations fortes, qu'ils se vantaient de guérir, et guérissaient
en effet les maladies par un simple attouchement, par une seule
direction de la main, un simple regard, en un mot. qu'ils
produisaient tant d'effets merveilleux racontés par l'histoire.

Cependant, comme ce fluide, cet agent de la nature, ce
principe magnétique, se dévoilait de loin en loin chez des
hommes de toutes les classes, certains, parmi le peuple, le mi-
rent en œuvre sous le titre de secret, d'esprit caché : quelques-uns en abusèrent et de là il arriva que plusieurs et sur-
tout dans le moyen âge, à différentes époques, furent brûlés
comme sorciers.

Mais, sans recourir à des époques bien éloignées de nous,
qui ne connaît la faculté attribuée à plusieurs de nos rois,
de guérir les malades par attouchement ? Etienne de Conti
rapporte les cérémonies observées par Charles VI avant de
procéder à l'attouchement des malades; les rois ses succes-
seurs ont conservé l'usage de toucher les écrouelles dans la
cérémonie de leur sacre, et Louis XVI lui-même s'y est con-
formé, de là cet axiome, le roi te touche, Dieu te guérisse.

Enfin nous trouvons, encore tous les jours à la campagne des hommes du peuple qui s'attribuent le même pouvoir, qui touchent les écrouelles, le carreau, qui guérissent les entorses, les foulures, les brulûres, le mal de dents, toutes ces guérisons n'ont eu et n'ont d'autre cause que l'agent Magnétique, mis en mouvement, mais qu'on ignorait ou qu'on avait oublié, lorsque Mesmer, il y a 70 ans, homme d'un grand génie, grand observateur, qui savait embrasser, à la fois dans leurs rapports généraux et dans les conditions intimes de leur existence individuelle, toutes les choses de la nature, annonça qu'il venait de découvrir le principe fondamental du système universel dans le fluide universellement répandu, lien latent qui unit tous les êtres entr'eux, et moyen de leur influence réciproque, et par conséquent moyen de guérir et de préserver les hommes par une opération naturelle qu'il appela Magnétisme.

Mesmer, jeune encore, plein d'espérance et de franchise, s'était figuré qu'en présentant son système à la faculté de médecine dont il était membre, il lui serait aisé de faire accepter tout ce qu'il y avait de bon et de vrai dans ce qu'il annonçait. Rien ne lui semblait plus simple que de déterminer ses confrères à examiner sérieusement le Magnétisme, et à en préconiser les immenses avantages. Mais la Faculté de Médecine, effrayée pour ses intérêts, et par attachement à ses habitudes, à ses idées reçues, défendit le Magnétisme par cet arrêté du 27 août 1784.

« Aucun docteur ne se déclarera partisan du Magnétisme, ni par ses écrits ni par sa pratique, sous peine d'être rayé du tableau des docteurs régents. »

Mesmer, lui-même, fut persécuté comme visionnaire.

> « Ainsi tout grand bienfait en naissant fut un crime,
> » Tout grand génie un fou, souvent une victime,
> » Et depuis, Dieu qui vint, subissant notre sort,
> » Instruire par sa vie et sauver par sa mort,
> » Jusqu'aux sages mortels dont les vives lumières,
> » Au jour de la raison ouvrirent nos paupières;
> » Toujours le monde sourd aux sublimes voix,
> » Eut pour ses bienfaiteurs des bûchers et des croix.

Mesmer quitta la France en 1788 : puis la révolution arriva. Cependant quelques individus isolés agissaient toujours dans le silence, et faisaient le bien autour d'eux sans publier les résultats de leur pratique, lorsqu'au retour de l'émigration, des hommes éminens en sciences et amis de l'humanité, ouvrirent de nouveaux traitements et cherchèrent de nouveau à rallumer le feu sacré qu'ils avaient reçu de leur maître Mesmer. Mais le Magnétisme éprouva encore les mêmes difficultés de la part des mêmes hommes qui auraient dû l'accueillir à sa naissance, mais il est si difficile de renoncer à un état qui vous donne un nom, une belle position sociale et puis, comment se décider à quitter une science qui a tant coûté d'argent pour l'apprendre, et vous distingue, pour une science qui peut devenir la science de tout le monde, la médecine de famille. Le médecin, après tout, comme médecin, ne donne que ses connaissances et ses talents personnels, tandis que comme magnétiseur, il donnerait de sa propre vie ; la santé qu'il possède, le Magnétiseur la communique au malade en le magnétisant. Ainsi, il est plus aisé, plus commode, plus intéressant aux médecins de repousser le magnétisme, mais inutiles efforts, vains prétextes, la vérité triomphera de l'égoïsme, de toutes les passions, de tous les intérêts, de toutes les persécutions qui l'ont poursuivi et le poursuivent. Le moment est venu où cette vérité doit exercer une grande influence sur nos nouvelles destinées. Cette découverte ne se perdra plus, déjà la religion tolère le Magnétisme, et bientôt sans doute elle viendra elle-même le sanctionner, et la postérité jouira de ses immences bienfaits ; le père guérira la mère, et la mère ses enfants ; le Magnétisme n'étant point une science dont les résultats heureux dépendent du degré d'intelligence de ceux qui le pratiquent, mais une ressource que Dieu, dans sa bienveillance, a dispersée indistinctement à tous les hommes.

Ainsi, pour prêter mon concours d'une manière plus étendue à une découverte si précieuse à l'humanité souffrante, je vais établir au Bec, provisoirement, et ensuite à Pont-Audemer, un réservoir magnétique à l'imitation de Mesmer et des hommes bienfaisants qui se sont voués au Magnétisme, afin, indépendamment de la magnétisation individuelle, de pouvoir soigner, sans trop me fatiguer, un plus grand nombre de malades à la fois, en les réunissant autour du réservoir Magnétique, et donner deux ou trois séances par jour au besoin. La vertu Magnétique communiquée au réservoir subsiste même en l'absence du magnétiseur, elle s'entretient ou se renouvelle à peu près comme la vertu de l'aimant. Ces séances auront lieu à des jours convenus et à des heures réglées. Ces séances seront gratuites, le Magnétisme est l'apanage de l'homme bienfaisant. Les malades devront se faire inscrire quelques jours d'avance pour être admis.

Les procédés seront employés avec la plus délicate convenance.

Le réservoir magnétique et un corps en forme ronde, rempli de matières magnétisées, et garni de conducteurs, dans lequel le Magnétiseur expérimenté accumule le fluide magnétique.

L'action du réservoir est douce. Les malades souvent s'y trouvent déjà mieux après une séance d'une demi-heure ; bien plus, un grand nombre de guérisons ont lieu souvent par le secours seul du réservoir, sans la magnétisation individuelle.

En outre, comme le fluide magnétique qui émane du Magnétiseur, comme des rayons émanent d'un corps lumineux, peut non seulement agir directement sur la personne, dans le moment de la magnétisation, mais encore lui être communiqué par divers objets dépositaires de la force vitale, autres que le grand réservoir, et magnétisés dans cette intention, les malades pourront apporter quelques-uns de ces objets auxiliaires pour être magnétisés au grand réservoir, et en faire usage chez eux, hors des séances, savoir : un médaillon en or, un anneau en or, une plaque en verre, un fichu, un mouchoir; ces corps intermédiaires, dont on fait usage dans l'intervalle des séances, lorsqu'ils ont été magnétisés dans cette intention, ont une action aussi réelle que puissante et salutaire; ils soutiennent l'action, entretiennent le mouvement imprimé par le Magnétiseur; ils calment les douleurs avec une promptitude surprenante, aussi bien et quelque fois mieux encore que la main du magnétiseur.

Ils ont encore la vertu de défendre l'individu de toute influence étrangère.

Ces corps intermédiaires perdent, après quelques temps, leur vertu magnétique, comme tout objet aimanté, et doivent de temps en temps être remagnétisés.

Parmi ces corps auxiliaires, l'eau magnétisée est un des conducteurs les plus puissants et les plus salutaires qu'on puisse employer, soit intérieurement, soit extérieurement et peut, le plus souvent, tenir lieu de tout médicament.

L'eau magnétisée d'après les expériences les plus rigoureusement observées, et ma propre expérience faite sur moi, par moi-même, porte directement le fluide magnétique dans l'estomac, et de là, dans tous les organes chez les malades magnétisés qui en boivent.

Elle facilite les urines, elle excite tantôt la transpiration, tantôt des évacuations par les selles, tantôt la circulation du sang, elle fortifie l'estomac et en appaise souvent les douleurs avec une promptitude qui tient du prodige, les nerfs conducteurs de ce feu-principe le recevant, le portant dans toutes les parties de l'individu, s'y répand comme une rosée salutaire.

Le Magnétisme peut être employé avec le même succès sur les animaux, ainsi que l'eau magnétisée, dans toutes leurs maladies, il paraît même que l'action du Magnétisme est encore plus sûre, plus constante, plus efficace sur les animaux que sur les hommes, soit parce que l'homme a une grande supériorité sur les animaux par ses facultés, soit parce que ceux-ci n'opposent aucune résistance et s'abandonnent entièrement à l'action, à l'influence qu'ils reçoivent.

Ne voit-on pas souvent, à la campagne, des paysans qui prétendent avoir à eux seuls le secret de guérir certaines maladies des animaux, et qui, en effet, réussissent; leur action est bonne, bienfaisante ; elle n'est point contraire à la religion, la seule faute qu'ils commettent, c'est de croire qu'il possèdent un secret, qu'ils agissent par une puissance qui leur appartient. Non, je dois ici les éclairer, les instruire, eh bien ? sans se douter ni du nom, ni de la chose, ils magnétisent. Leurs paroles sont insignifiantes, inutiles, souvent dépourvues de sens ; ils ont une volonté ferme de guérir, une grande confiance dans la puissance de leur action ; le désir vif de faire du bien, dès-lors ils émettent hors deux, sans le savoir, le fluide magnétique, et voilà tout le secret, voilà tout le mystère du Magnétisme.

Tout homme peut en faire autant.

Il est vrai, cependant, que quoique la vertu magnétique existe chez tous les hommes, il est cependant des hommes qui ont une puissance magnétique fort supérieure à celle des autres hommes, soit à cause de leur constitution physique, soit à cause de leurs qualités morales ; et dès lors ils sont capables de plus grandes choses, de plus grands succès que les autres hommes.

La vertu magnétique aussi se développe davantage par l'exercice, et l'on en fait usage avec d'autant plus de facilité et de succès, que l'on a mieux l'habitude de s'en servir.

Je me résume en deux mots :

Ce qu'on appelait autre fois guérir par secret, par magie, s'appelle aujourd'hui guérir par le Magnétisme.

Ce qui était une science oculte, nne science cachée, une science mystérieuse, et le prévilége de quelques hommes à part, peut devenir la science de tout le monde ; ce qu'on attribuait au démon, doit être attribué et appartient uniquement au fluide magnétique, à l'agent universellement répandu, mis en mouvement par la volonté.

Rien n'est comparable, en puissance, au Magnétisme.

Son influence est le remède universel le plus merveilleux.

« Nature, disaient les anciens sages de la Grèce, contient
» nature, nature s'éjouit en nature, nature surmonte nature,
» nulle nature n'est amandée, sinon en sa propre nature.»

Ainsi, apprenez que c'est de la nature seule que vous recevez la guérison et la santé, pourvu que vous sachiez l'aider comme vous ne craignez point que votre lampe s'éteigne tandis que vous avez de l'huile pour y mettre ; ne craignez point non plus que les maladies vous assaillent tandis que la nature aura en réserve un si grand trésor, le Magnétisme.

L'abbé JOLY.

SE TROUVE CHEZ L'AUTEUR,

En son domicile, au Bec,

A PONT-AUDEMER, ROUTE NEUVE DE LISIEUX, 9,

A ROUEN, rue des Charrettes, 64.

Prix : 50 cent.

ROUEN. — Imp. de A. SURVILLE, rue des Bons-Enfants, 46.

www.ingramcontent.com/pod-product-compliance
Lightning Source LLC
Chambersburg PA
CBHW071658030726
47598CB00005B/2119